HAYFA BERGAOUI
YESSINE BELHAJTAHER
IMEN GHADHAB

Gestão de uma primípara idosa: GRAVIDEZ E PARTO

HAYFA BERGAOUI
YESSINE BELHAJTAHER
IMEN GHADHAB

Gestão de uma primípara idosa: GRAVIDEZ E PARTO

Imprint

Any brand names and product names mentioned in this book are subject to trademark, brand or patent protection and are trademarks or registered trademarks of their respective holders. The use of brand names, product names, common names, trade names, product descriptions etc. even without a particular marking in this work is in no way to be construed to mean that such names may be regarded as unrestricted in respect of trademark and brand protection legislation and could thus be used by anyone.

Cover image: www.ingimage.com

This book is a translation from the original published under ISBN 978-620-6-71208-4.

Publisher:
Sciencia Scripts
is a trademark of
Dodo Books Indian Ocean Ltd. and OmniScriptum S.R.L publishing group

120 High Road, East Finchley, London, N2 9ED, United Kingdom
Str. Armeneasca 28/1, office 1, Chisinau MD-2012, Republic of Moldova, Europe
Printed at: see last page
ISBN: 978-620-8-08164-5

Conteúdo

1 Introdução

As complicações relacionadas com a gravidez são um dos maiores problemas de saúde pública a nível mundial. De acordo com dados da Organização Mundial de Saúde (OMS), em 2015, mais de 300 000 mulheres morreram durante o período gravídico-puerperal. Apesar dos esforços consideráveis para reduzir a mortalidade materna, quase 800 mulheres morrem todos os dias de complicações relacionadas com a gravidez ou o parto, e cerca de 99% destas mortes ocorrem em países de baixo e médio rendimento (1).

As gravidezes tardias são um tema quente tanto para as mulheres como para os profissionais de saúde perinatais.

Em 1958, a FIGO (Federation Internationale de Gynecologie Obstetrique) definiu as gravidezes tardias como gravidezes que ocorrem após os 35 anos de idade.

No nosso contexto, a idade superior a 35 anos é considerada idade obstétrica avançada(2).

a idade de 35 anos é a idade mais frequentemente utilizada para as primíparas (3).

No entanto, podem surgir certas complicações durante a gravidez e/ou o parto. Estas complicações são ainda mais frequentes quando a grávida é muito jovem ou idosa (3).

A gravidez em primíparas idosas é, desde há muito, motivo de preocupação para os obstetras, pois envolve riscos associados ao primeiro parto e riscos associados à idade (3). De facto, toda a literatura reconhece que a idade materna avançada é um fator de risco na etiologia de várias patologias relacionadas com a gravidez.

Estas gravidezes tardias ocorrem numa variedade de circunstâncias:

- a utilização de contraceptivos seguros para controlar a fertilidade significa que os casais podem agora planear a sua gravidez.

- o progresso da procriação medicamente assistida, que tenta satisfazer o desejo de gravidez em qualquer idade.

- o casamento tardio, os estudos longos, a importância atribuída à carreira profissional e uma segunda união com o desejo de ter filhos com o novo parceiro.

Se, no passado, o nascimento de uma criança numa idade avançada correspondia, na maior parte das vezes, à chegada do filho mais novo de um grupo de irmãos numerosos, hoje em dia, cada vez mais mulheres são mães pela primeira vez com 40 anos ou mais.

Este facto levanta, para os profissionais envolvidos, a questão do impacto da idade na gravidez, por um lado, e a eventual necessidade de adaptar a vigilância convencional da gravidez às caraterísticas desta população de grávidas idosas, por outro.

Neste trabalho, pretendemos demonstrar o interesse e os benefícios de descrever o manejo de primíparas idosas em termos de melhoria do prognóstico materno-fetal a curto e longo prazo:

- Descrição das complicações materno-fetais da gravidez avançada.
- -Descrever o papel da parteira na prestação de cuidados a parturientes idosas.

Por último, não esqueçamos que uma melhor compreensão deste fenómeno nos permitiria responder às perguntas destas mulheres sobre os riscos da maternidade.

2 Materiais e métodos

I. **Tipo de estudo :**

Para completar o nosso estudo e atingir os nossos objectivos, realizámos um estudo retrospetivo em 2021/2022 de 50 casos de mulheres primíparas idosas.

As informações relativas a estes casos serão fornecidas pelos ficheiros médicos do serviço de ginecologia-obstetrícia do Centro de Maternidade e Neonatologia de Monastir.

II. **Critérios de amostragem**

- Critérios de inclusão:

As parturientes incluídas neste estudo devem satisfazer os seguintes critérios:

-primíparas

-idade >38

- 1 critérios de exclusão :

-multiparas

-idade <38

III. **Parâmetros recolhidos**

• Para a recolha de dados, utilizámos os registos médicos e obstétricos do Serviço de Ginecologia-Obstetrícia do Centro de Maternidade e Neonatologia de Monastir.

• Registos da maternidade e do parto

Foi preenchida uma ficha de recolha de dados para cada parturiente, contendo as seguintes informações

1-Caraterísticas maternas :

• Idade

• Situação familiar

• Profissão

• Consumo de substâncias tóxicas

• IMC

• Gestite / parite

• Antecedentes de: aborto/gravidez interrompida/EPU/

• Patologias maternas

2-Sobre a gravidez estudada :

* número de consultas pré-natais
* Engravidar: espontaneamente ou com a ajuda da MAP
* gravidez desejada / não planeada
* tipo de gravidez: mono-fetal/múltipla

3-patologias da gravidez :

* <u>patologia(s) materna(s) :</u>
- PAD /HTA gravídica/ TG / Eclampsia
- GD/doença da tiroide/outra
- Patologias da AE
- <u>patologias finais :</u>
- malformações/anomalias cromossómicas
-IUGR / macrossomia / IUGR / outro

4-Rastreio da trissomia 21 :

-Teste triplo

-Amniocentese

-Não há rastreio

5-O processo de trabalho:

* O termo
* Total de horas de trabalho
* O início do trabalho spt / declenche
* Rutura do saco de água:

spt/artificial

* Analgesia/sem analgesia
* Com Syntocinon /Sem Syntocinon
* Despistagem de Streptococcus   B :

feito/não feito

6-Dar à luz:

-AVB

-Extracções instrumentais

-Com lesões perineais / sem lesões perineais

-C/S

-Entrega : spt /direcionada / artificial

7-Condição da criança à nascença :

-Peso/Cor do líquido amniótico

-APGAR

• Prematuridade / RCIU / Mortalidade neonatal / outros -Transferência neonatal

8-Após o parto:

-Amamentação: Materna / Artificial

-Patologias PP: hemorragia PP/MTE/outros

• Duração da estadia

IV. Estudo estatístico

Os dados foram introduzidos e analisados com recurso ao software SPSS.

V.Ética :

O nosso trabalho não levanta problemas éticos, uma vez que o estudo proposto não representa qualquer perigo para o doente. O anonimato da paciente e a confidencialidade das informações são respeitados aquando do acesso ao dossier. O nosso estudo está em conformidade com as exigências do comité de ética e foi autorizado pelo chefe do serviço de maternidade.

3 Resultados

I. Epidemiologia

1. Frequência

Durante o período do estudo, registámos 50 observações de mulheres primíparas com mais de 38 anos que deram à luz na maternidade de Monastir, o que representa 0,58% dos partos.

2. Distribuição etária

a frequência máxima em mulheres primíparas mais velhas é aos 38 anos de idade

A idade média era de 40 anos, variando entre 38 e 47 anos.

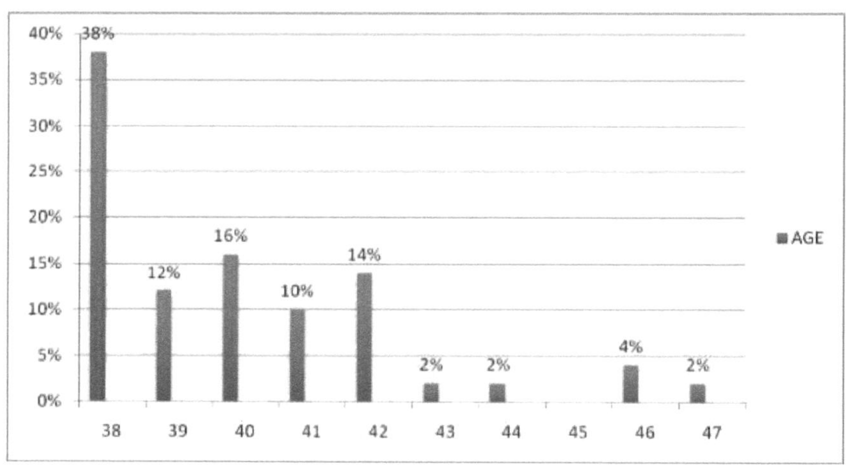

Figura 1 Frequência da idade nas primíparas mais velhas

3. Repartição por atividade profissional

A maioria das mães de primeira viagem mais velhas são trabalhadoras.

62% das <u>mães pela primeira vez mais velhas estavam a trabalhar</u>

Percentagem	
Sem profissão	38%
Trabalhador	48%
Quadros intermédios	4%
Executivo sénior	10%

Quadro 1 Atividade profissional das mulheres primíparas idosas

4. Altura e peso de vacas primíparas velhas

10

4.1. Dimensão

A altura média das nossas velhas primíparas é de 160,24 cm, com extremos que vão de 146 cm a 174 cm.

4.2. Peso

O peso médio das nossas parturientes variou entre 60kg e 148kg, com uma média de 82kg, e 54% eram mulheres obesas.

	ICM	Número	%
Mulher normal	18-25	2	4%
Excesso de peso	25-30	21	42%
Obesidade	>30	27	54%

Quadro 2 Distribuição de acordo com o MCI

II. CAUSAS Causas da primiparidade tardia

Causas	Números	Percentagens
Casamento tardio	13	26%
Esterilidade	7	14%
Abortos	4	8%
Casamento tardio +sterilite	9	18%
Casamento tardio + Aborto	17	34%

Quadro 3 causas de primiparidade tardia

1. **Casamento tardio**

O envolvimento das mulheres em actividades de formação contínua e profissionais é o mais provável de ser essencial.

2. **Abortos**

Vinte e uma mulheres primíparas tiveram um ou mais abortos espontâneos, ou seja, entre 42% e 58% das mulheres eram primigestas na altura do parto.

Primeiro gesto	56%

Segundo gesto	30%
Terceiro gesto	4%
Quarto gesto	8%
Quinto gesto	0%
Sexto gesto	0%
Sétimo gesto	2%

Quadro 4 Percentagem de gestite no momento do parto

3. Infertilidade

- Apenas 8 gravidezes foram obtidas por MAP, enquanto a infertilidade foi encontrada em 16 casos.

- 6 mães primíparas idosas tinham infertilidade há mais de 10 anos

- O nosso estudo não identificou as causas masculinas ou femininas da infertilidade porque não dispúnhamos de todos os relatórios na altura da recolha de dados.

4. Outras causas

A mudança de cônjuge parece ser uma causa de procriação tardia, e este fator não pôde ser estudado no nosso trabalho retrospetivo por falta de informação nos processos.

III. Patologias anteriores à gravidez atual

1. Condições médicas

Patologias	Números	Percentagens
Hipertensão	1	2%
Diabetes	2	4%
Hepatite B	3	6%
Asma	3	6%
Outros	2	4%

Quadro 5 Repartição dos doentes por antecedentes médicos

2. Patologias cirúrgicas

9 mães primíparas idosas (18%) foram submetidas a cirurgia

Intervenção	Número	Percentagem
Tratamento cirúrgico do 3 quisto do ovário 1		6%
Miomectomias	3	6%
Tratamento cirúrgico dos quistos hidáticos do fígado	1	2%
Outras cirurgias	2	4%

Tabela 6: Antecedentes cirúrgicos das mulheres primíparas idosas

3. Doenças gineco-obstétricas

Patologias	Números	Percentagem
Miomas	4	8%
Quisto do ovário	3	6%
Abortos	21	42%
Interrupção voluntária da gravidez	0	0%
Outros	3	6%

Quadro 7: antecedentes ginecológico-obstétricos em mulheres primíparas idosas

IV. evolução da gravidez

1. Moda grávida

A maioria das gravidezes é espontânea

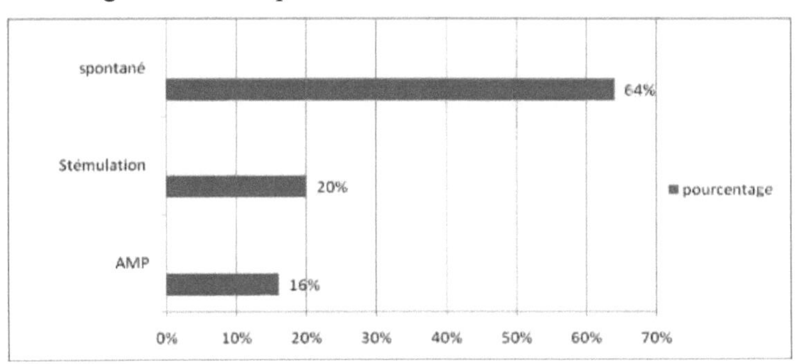

Figura 2: modo de gravidez

	Número	Percentagem
ANC >5	46	92%

| CPN<5 | 4 | 8% |
| Total | 50 | 100% |

Quadro 8: Acompanhamento da gravidez

- O rastreio da diabetes gestacional foi efectuado em 46 doentes, tendo sido normal em 31, patológico em 15 e 2 outros descobertos tardiamente durante o internamento.

- O rastreio da trissomia 21 foi efectuado em 34% dos casos e foi proposta uma amniocentese para uma única mulher do nosso estudo com um cariótipo 46XY.

- O Streptococcus foi detectado por amostragem vaginal entre 34 e 38 semanas de amenorreia em 54% dos casos.

3. Tipo de gravidez

houve 48 gravidezes monofetais e 2 gravidezes gemelares

4. Doenças relacionadas com a gravidez

No nosso estudo, as seguintes patologias gravídicas e anexiais ocorreram em mulheres primíparas:

- Diabetes gestacional: 34% dos casos

- A toxicidade na gravidez é de 8%.

- Oligohidrâmnio (6%)

- Hydramnios, que representa 2% do total

IFMU	2%
Gravidez prolongada	12%
RPM	14%
Placenta prévia	2%
MAPA	10%

Quadro 9: Complicações registadas durante a gravidez

V. evolução do trabalho de parto e modo de nascimento

1. O prazo de entrega

para os partos antes dos 34 dias de gestação, estes tiveram lugar aos 29 dias de gestação +2 dias, aos 28 dias de gestação e aos 30 dias de gestação +5 dias.

Prazo	Percentagem
< 34SA	6%
[34-36[	2%
[36-37[	2%
[37-41[	84%
<41SA	6%

Quadro 10: Prazo de entrega

2. **Como foi efectuado o trabalho**

2.1 Início dos trabalhos

O início do trabalho de parto foi espontâneo em 21 primíparas idosas, ou seja, 42%.

O parto artificial foi necessário em 2 primíparas (4%).

Uma cesariana programada foi realizada em 27 das nossas pacientes idosas (4%)

.

2.2 trabalho árduo

Não podemos ter a certeza da duração exacta da obra, pois muitas vezes temos poucas informações sobre o momento exato do período, mas podemos fazer uma estimativa aproximada.

Resumimos os nossos resultados para as nossas mães na figura abaixo:

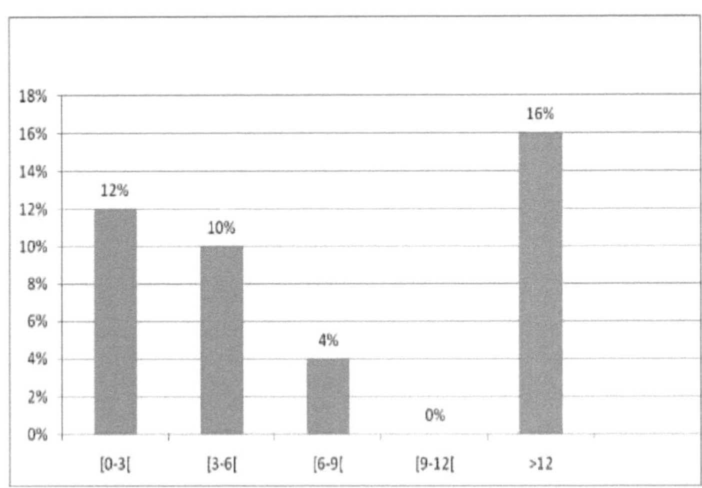

Figura 3: duração do trabalho de parto em primíparas idosas,

2.3 Anomalias do parto

O processo de trabalho era patológico em 10% dos casos da população estudada;
As várias anomalias encontradas durante os trabalhos estão resumidas no quadro abaixo:

Anomalias	Número	%
Distócia mecânica	4	8%
Distócia dinâmica	1	2%

Quadro 10: anomalias do trabalho de parto em primíparas

3. Método de entrega

Em 16% das nossas pacientes, o modo de parto foi vaginal em vez de instrumental.

A cesariana foi indicada em 84% dos casos, dos quais 30% eram urgentes e 54% programados.

Indicação	Número	%
Sofrimento agudo de carga	7	47%
Distócia mecânica	4	27%
Prematuridade e	2	13%

apresentação sentada

Distócia dinâmica	1	7%
RPM+48H	1	7%
Proteção do cordão umbilical	0	0%

Quadro 11: Indicações para cesariana de emergência

Indicação	Número	%
Idade materna avançada	10	37%
Apresentação	5	19%
Miomectomia anterior	3	11%
Diabetes desequilibrada	3	11%
Macrossomia de Frank	2	7%
Pré-eclâmpsia	2	7%
Diabetes gestacional + pré-eclâmpsia	1	4%
Gravidez de gémeos +evanescência de J1	1	4%

Quadro 12: Indicações para cesariana profiláctica

VI. Sequências de camadas

O nosso estudo mostra uma média de permanência hospitalar após o parto de 47 horas, com extremos de 24 e 72 horas.

Não foram registadas complicações ou mortes maternas durante o período do estudo.

- Libertação e sangramento:

Observámos um aumento significativo de partos artificiais no nosso estudo (84%). No nosso estudo, não se registaram casos de hemorragia após o parto.

VII. a nova era do primipara

1. Peso à nascença

A média é de 3188,6 (extremos 4400g e 100g).

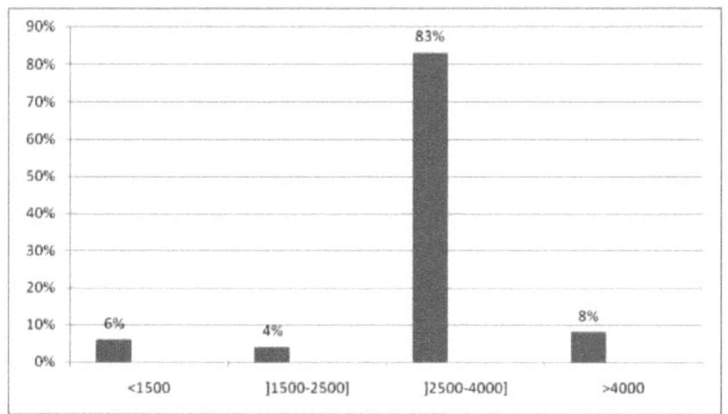

Figura 5 Peso à nascença dos recém-nascidos de mães primíparas mais velhas

2. Pontuação APGAR à nascença

APGAR	1 minuto para a vida		Apenas a 5 minutos de distância		r a 10 min	
	Número	%	Número	%	Número	%
6	1	2%	0	0%	0	0%
7	1	2%	0	0%	0	0%
8	7	13%	1	2%	1	2%
9	43	83%	10	19%	0	0%
10	0	0%	40	77%	49	94%

Quadro 13: Pontuação APGAR à nascença dos recém-nascidos de mães primíparas mais velhas

3. Morbilidade neonatal

	Número	%
Prematuro	5	10%
RCUI	1	2%
Macrossomia	2	4%
Mortalidade neonatal	1	2%

Quadro 14: Morbilidade

4.transferência para o serviço de neonatologia

28% dos recém-nascidos de mães primíparas idosas foram admitidos no serviço de neonatologia

4 Discussão

I. Epidemiologia

1. Definição e frequência :

1.1 Definição :

As mulheres primíparas mais velhas são definidas como mulheres que tiveram o seu primeiro filho com trinta e cinco anos ou mais.

O termo gravidez tardia aplica-se a qualquer gravidez que ocorra após os 35 anos ou mesmo após os 40 anos (2).

No nosso estudo, utilizámos o limite de idade de 38 anos, que parece ser cada vez mais utilizado para definir uma primípara mais velha.

1.2 Frequência :

Em 1984, na maioria dos países ocidentais, os primeiros nascimentos com 40 anos ou mais representavam menos de 0,5% de todos os primeiros nascimentos. Em 2014, representavam cerca de 2% ou mais na maioria dos países ocidentais e 4,5% e 4,7%, respetivamente, em Espanha e Itália (5). Em 2019, registou-se um aumento mais acentuado na população francesa, com 24,3% dos nascimentos de mães de primeira viagem com mais de 40 anos (6), o que significa que o fenómeno das gravidezes após os 35 anos está a aumentar com o passar dos anos.

Na Tunísia, um estudo sobre a frequência de parturientes em idades extremas, de acordo com o grupo etário, efectuado por K Ben Salem et al(22) , mostrou que o grupo etário de 35 anos ou mais registou um aumento estatisticamente significativo do fagon (14,7 a 17,7%).

[ere]Outro estudo retrospetivo comparativo de caso-controlo realizado no departamento de ginecologia obstétrica do Hospital Monji Slim em La Marsa, Tunísia, durante um período de 1 de janeiro de 2018 a 31 de dezembro de 2019, mostrou que 280 parturientes com 40 anos ou mais foram hospitalizadas no departamento e 227/5062 partos, ou seja, 4,4% de todos os partos geridos (7).

No nosso estudo, registámos 50 primíparas com 38 anos ou mais num total de 8548 partos, o que representa uma frequência de 0,58%.

A confluência de uma série de tendências sociais e demográficas nas últimas décadas levou a um aumento do número de mulheres que engravidam numa idade relativamente precoce da sua vida reprodutiva, em especial as primíparas.

2. Repartição por idade :

A idade média dos nossos doentes era de 40 + 2,33 anos, com extremos que variavam entre 38 e 47 anos.

Este facto varia de uma série para outra, em função do grupo etário escolhido, e explica-se pelas diferenças socioculturais que existem entre as populações.

3. Repartição por profissão :

Uma das causas da primiparidade tardia parece ser o desejo da mulher de atingir os seus objectivos profissionais antes de ter um filho.

Na nossa série, 62% das mães primíparas mais velhas tinham uma atividade profissional.

A Tunísia registou grandes progressos na educação e formação das mulheres ao longo do último meio século. As jovens

As mulheres tunisinas são mais instruídas do que as suas mães(8).

Na sociedade atual, as mulheres já não estão confinadas ac papel de donas de casa e o número de mulheres activas está a aumentar: em 2021, 28,2% da população ativa da Tunísia será constituída por mulheres, contra 23,1% em 1990(9).

11. Causas da primiparidade tardia

Os planos de gravidez são muitas vezes adiados até, pelo menos, ao fim dos estudos e, cada vez mais, até à aquisição de um emprego estável, de uma casa e de uma relação estável.

Há que distinguir entre as primíparas que adiam voluntariamente a idade da primeira gravidez e as que o fazem involuntariamente por serem afectadas por uma infertilidade tratada.

No decurso do nosso trabalho, verificámos que o casamento tardio, a esterilidade e o aborto espontâneo dominam as causas da primiparidade tardia.

1. Casamento tardio :

Antigamente, as mulheres casavam-se cedo, mas hoje em dia casam-se cada vez mais tarde. A idade do primeiro casamento aumentou significativamente na Tunísia ao longo do século XX. De acordo com um estudo de Zahia Ouadah-Bedidi et al, publicado em 2012 e baseado em dados de inquéritos e casamentos registados no registo civil, a idade do primeiro casamento das mulheres aumentou de 24 anos em 1970 para mais de 28 anos em 1990, estabilizando em cerca de 30 anos na última década (10). A mudança no estatuto cultural, educativo e económico da mulher pode ser a causa de um atraso no plano de casamento.

Além disso, as condições económicas de um casal são muitas vezes melhores depois dos 38 anos, devido a uma vida profissional mais longa e, por conseguinte, à acumulação regular de capital; isto leva à decisão de casar tarde; o que representa 26% das nossas primíparas mais velhas, os nossos resultados são inferiores aos observados na série de H. Khairi, que mencionou 77% dos casos (11). Atualmente, as mulheres querem encontrar o pai certo, por isso levam o seu tempo.

2. Abortos :

O aborto espontâneo é uma das causas da primiparidade tardia, que ocorre em 42% das nossas primíparas idosas.

Na série de S.Houda et al Jaccr Africa 2021 (7), foram encontrados abortos em curso e gravidezes interrompidas em 10,6% dos casos.

Na população em geral, o risco de aborto espontâneo é de 1 em cada 5 gravidezes. Este risco aumenta com a idade materna e, a partir dos 40 anos, estima-se que seja de 1 em cada 3 gravidezes(12).

Todos os autores concordam, portanto, que a percentagem de abortos espontâneos aumenta com a idade materna, independentemente da paridade.

3. Infertilidade:

Relativamente aos antecedentes de infertilidade, encontrámos 32% das nossas primíparas mais velhas, das quais 8 gravidezes foram obtidas por MAP.

Na série jazia (11), 14% das mulheres primíparas estavam a ser monitorizadas para infertilidade.

A proporção de mulheres com 40 anos ou mais que recorreram à MAP foi de cerca de 12% em 2012, de acordo com dados do FIV.Fr (13).

Vimos anteriormente que a fertilidade e a fecundidade diminuem com a idade (12,14), mas 64% das nossas primíparas com mais de 38 anos engravidaram espontaneamente.

4. Outras causas :

A melhoria e a generalização das técnicas contraceptivas permitiram também controlar a fertilidade. Atualmente, existe um longo período de tempo entre a primeira relação sexual e o primeiro filho.

A mudança de cônjuge parece ser outra causa de procriação tardia. O nosso estudo não incluiu a mudança de cônjuge.

III. Patologias anteriores à gravidez:

Embora a maternidade nesta idade continue a ser, na maioria dos casos, uma maternidade feliz, é importante salientar certos riscos para que o profissional lhes preste especial atenção.

1. Patologias médicas:

A literatura é unânime em afirmar que as patologias pré-existentes são todas mais comuns em mulheres com 40 anos ou mais: hipertensão, miomas, diabetes, problemas cardíacos e disfunção da tiroide (15). No nosso estudo, 22% das primíparas idosas tinham pelo menos uma condição médica nos antecedentes, sendo 4% diabéticas e 2% hipertensas, o que não é maior na nossa população de estudo. Contrariamente a alguns dados da literatura internacional, a frequência de doenças crónicas maternas preexistentes durante a gravidez, como a hipertensão arterial crónica preexistente que é observada em 1 a 5% das gravidezes (16), a diabetes preexistente ocorre em > 6% das gravidezes (17)...

Os nossos resultados foram comparáveis aos descritos na literatura tunisina. Na série de Ben Jazia (11), 11,8% das mulheres primíparas tinham pelo menos uma condição médica nos seus antecedentes.

2. Patologias cirúrgicas :

À medida que as mulheres envelhecem, estão mais expostas a condições cirúrgicas.

No nosso estudo, 18% das primíparas idosas tinham antecedentes cirúrgicos.

Nossos resultados estão de acordo com a literatura. Entretanto, nossa frequência foi maior.

3. Patologias gineco-obstétricas:

Na nossa série, verificámos um aumento da frequência de abortos espontâneos (42%), miomas uterinos (8%) e quistos do ovário (6%) nas primíparas mais velhas. Os abortos espontâneos e os miomas foram os dois antecedentes gineco-obstétricos mais frequentemente registados, tanto na nossa série como na de Ben Jazia (11).

A taxa de aborto espontâneo mais do que duplica com a idade: de 11,7% entre os 30 e os 34 anos, passa para 33,8% a partir dos 40 anos (18).

Na literatura, 20% das mulheres com mais de 35 anos têm miomas uterinos (17).

IV. A gravidez:

1. Modo de gravidez:

Na nossa série, a maioria das gravidezes foi espontânea, ou seja, 64% das primíparas, semelhante ao descrito noutras séries tunisinas, citando Jazia (11) que mencionou 93,6% de gravidezes espontâneas em primíparas.

Dildy et al (19) efectuaram um estudo de 126.500 nascimentos ao longo de 10 anos. Encontraram 79 gravidezes em mães com 45 anos ou mais, sendo que apenas três resultaram de MAP.

A gravidez espontânea continua a ser possível depois dos 40 anos, mas as mulheres não devem ser levadas a pensar que é fácil. De facto, para algumas mulheres, foi difícil conseguir 1, apesar de recorrerem por vezes à MAP. Antes de falar de esterilidade, é necessário analisar a fecundidade, que é a probabilidade de conceber em cada ciclo. A idade da mãe, a sexualidade do casal e a duração da infecundidade devem ser tidas em conta. A gravidez parece ser uma verdadeira escolha programada num determinado momento das suas vidas.

2. Acompanhamento da gravidez :

A gravidez é um período de grande agitação psicológica para as mulheres grávidas, independentemente da sua idade materna. A gravidez é uma experiência de vida cheia de emoções contraditórias: esperança, felicidade, medo e ansiedade.

O contexto da obtenção de uma gravidez tardia numa mulher primípara depois dos 40 anos não é vivido da mesma forma que uma gravidez numa mulher primípara jovem. Estas gravidezes podem ser obtidas após várias experiências de aborto ou de tentativas falhadas de procriação medicamente assistida. Os casais estão igualmente sujeitos ao stress social das pessoas que os rodeiam. No entanto, as famílias podem exercer uma pressão especial sobre as mulheres.

Devido à idade da parturiente e à fragilidade do produto da conceção, as gravidezes em mulheres primíparas idosas requerem um acompanhamento materno-fetal rigoroso durante toda a gravidez e durante o trabalho de parto.

O objetivo desta monitorização é reduzir as complicações da gravidez e manter um prognóstico de gravidez semelhante ao observado em mulheres primíparas jovens.

Verificamos que a percentagem de gravidezes corretamente vigiadas (consultas pré-natais) é de cerca de 92% na nossa população de estudo.

Esta noção foi observada pela maioria dos autores, incluindo S Houda et al.(7) durante o período do estudo, 76% das pacientes com mais de 40 anos de idade tiveram pelo menos 2 consultas pré-natais.

Quase todos os estudos mostram um aumento da frequência da diabetes gestacional em gravidezes tardias.

No nosso estudo, 46 doentes foram submetidas a um rastreio da diabetes gestacional. O resultado foi normal em 31 delas. Era patológico em 15 pacientes, ou seja, 30% das diabéticas, 4% das quais tinham diabetes.

A prevalência da diabetes gestacional foi globalmente 3 vezes superior nas mulheres mais velhas, de acordo com várias séries publicadas na literatura (20,21).

Dada a elevada incidência desta patologia em mulheres primíparas com 40 anos ou mais, estas mulheres devem ser sistematicamente rastreadas no primeiro trimestre, especialmente se existir uma predisposição familiar ou pessoal. Por conseguinte, deve ser efectuada uma hiperglicemia induzida por via oral entre as 24 e as 28 semanas de amenorreia, para estabelecer o diagnóstico.

3. Tipo de gravidez :

Em nosso estudo, encontramos 48 gestações únicas e 2 gestações gemelares. No entanto, notamos que há uma tendência de aumento desta frequência, que triplicou desde o estudo de ben jazia (11), que encontrou 6 gestações gemelares.

De acordo com os dados da rede sentinela da associação de utilizadores de registos informatizados em pediatria, obstetrícia e ginecologia, a taxa de gravidezes múltiplas entre os 40 e os 50 anos é de 1,79%, contra 1,55% na faixa etária dos 20 aos 35 anos. No entanto, embora tenha havido um ligeiro aumento da taxa de gravidezes gemelares nas mulheres com mais de 40 anos, é necessário ter em conta a utilização da MAP. As mulheres mais velhas são mais susceptíveis de recorrer a estas técnicas. Neste caso, são frequentemente implantados dois ou mais embriões.

4. Doenças relacionadas com a gravidez:

A idade materna é um fator determinante na morbilidade e mortalidade materna e infantil (23,24,25).

Todos os autores concordam que as gravidezes nas idades extremas da vida reprodutiva (19 anos, 35 anos) expõem as mulheres a complicações por vezes muito graves (toxemia, eclampsia, distonia mecânica, diabetes, hemorragia pós-parto) (26) e a resultados por vezes desfavoráveis (bebés com baixo peso à nascença, nados-mortos, prematuridade, AFS....) (27,28).

A patologia mais frequente foi a diabetes gestacional, com 34% das primíparas com mais de 38 anos de idade. Os nossos valores são semelhantes aos encontrados por Gilbert et al (29). Também na Tunísia, a diabetes gestacional foi mais frequentemente observada na população com 40 anos ou mais, de acordo com o estudo de F Zhioua et al (30).

Em segundo lugar está a hipertensão arterial, que representa 6% das nossas primíparas mais velhas. Gilbert observou apenas 5,4% de hipertensão em primíparas com mais de 40 anos (29).

a frequência de hipertensão gestacional estava aumentada na maioria das séries (20,31).

Relativamente à toxemia da gravidez, o nosso estudo encontrou 8% de casos, o que é muito baixo em comparação com outros estudos (7,29).

A eclampsia é a primeira complicação a temer nos doentes tóxicos e está a tornar-se cada vez mais rara. A nossa série regista apenas um caso. Este facto pode ser explicado por um melhor controlo e prevenção das complicações da toxemia associada à gravidez.

A obesidade ou o aumento excessivo de peso antes ou durante a gravidez é um fator de risco para complicações em mulheres com mais de 35 anos, nomeadamente a diabetes gestacional.

Na nossa série, 54% das primíparas eram obesas.

A associação entre a idade materna e a obesidade foi citada por alguns autores como justificação para o rastreio muito precoce da diabetes desconhecida antes da gravidez e para a realização de testes de glicemia em jejum no primeiro trimestre(32).

Como parte da monitorização normal da gravidez, é também importante fornecer a todas as primíparas mais velhas conselhos de saúde e de dieta, especialmente se tiverem excesso de peso ou forem obesas.

5. Complicações durante a gravidez :

O número de pacientes neste estudo foi demasiado pequeno para estudar as complicações maternas e perinatais, bem como a mortalidade materna (não foram observadas mortes maternas).

J No que diz respeito à ameaça de parto prematuro, o nosso estudo verificou que 10% das gravidezes foram afectadas. Os nossos valores estão próximos dos encontrados por Luke e Ziadeh (42, 43).

J também observou 14% de rutura prematura das membranas. Enquanto F Zhioua et al (30) observaram uma rutura prematura do saco hídrico em 25,7%

dos casos no grupo de mulheres com 40 anos ou mais. A rutura prematura das membranas continua a ser elevada em mulheres de idade avançada para a maioria dos autores (7,33).

J Relativamente à duração excessiva, a nossa percentagem de 12% na população estudada é próxima da de KUDDER (11), que a encontrou em 10% das mulheres primíparas idosas.

J A placenta prévia é uma patologia rara. Na nossa série observámos apenas um caso, ou seja, 2% de todas as nossas primíparas.

Vários estudos (20, 31) relatam frequências semelhantes, enquanto Gilbert et al (29) e Ananth (34) encontraram, respetivamente, um risco relativo de placenta prévia 8 vezes e 9 vezes maior em mulheres primíparas com 40 anos ou mais em comparação com mulheres mais jovens.

J Relativamente ao hematoma retro-placentário, a nossa série, tal como a de outros autores (32,7), não encontrou nenhum caso. Relativamente ao descolamento da placenta, as opiniões são muito mais divergentes. Para alguns, a idade não é um fator de risco, mas sim a paridade e a hipertensão associadas que constituem um problema. Outros concluem que não existe correlação entre a idade e a ocorrência deste tipo de patologia. (29)

Assim, a primiparidade após os 38 anos constitui, de facto, um risco para o aparecimento de patologias obstétricas. No entanto, as gravidezes tardias não devem ser demonizadas, uma vez que a maioria terá um desfecho favorável, mas é importante manter-se vigilante face aos riscos existentes e acompanhar de perto estas gravidezes.

v. evolução do trabalho de parto e modo de nascimento :

1. O prazo de entrega :

Embora a maioria dos partos tenha ocorrido entre as 37 e as 41 semanas de gestação (84%), 6% dos partos ocorreram após a data teórica das 41 semanas de gestação. Assim, a frequência de aparecimento nestas mulheres poderia ser explicada pelo facto de as gravidezes se prolongarem frequentemente para além das 41SAS e de uma patologia poder estar associada. Para além disso, os protocolos fazem com que, a partir de um determinado termo, tenhamos tendência a ser mais interventivos. A partir das 41 semanas de gestação, a gravidez deve ser acompanhada de perto para garantir que o feto está bem. Será necessário verificar se as condições obstétricas são ou não favoráveis à indução. Para o efeito, calcula-se o score de Bishop.

2. Trabalho em curso:

2.1. Início dos trabalhos:

No nosso estudo, o parto foi induzido em 4% das primíparas, uma taxa menor do que a citada por PRYSAK (35), que encontrou 17,2% dos casos.

As indicações para indução do parto nas nossas primíparas idosas foram dominadas pela RPM e pela gravidez prolongada.

Assim, 54% das nossas primíparas mais velhas fizeram uma cesariana antes de entrar em trabalho de parto. Segundo o inquérito nacional pré-natal (2010), esta taxa é mais elevada nas primíparas com mais de 40 anos do que na população em geral (48% contra 33,5%) (36).

Em 42% dos casos, o trabalho de parto nas nossas primíparas mais velhas foi espontâneo, mas os nossos números são ainda muito baixos quando comparados com outros, como PRYSAK (35), que cita 74% dos casos.

2.2. Horário de trabalho :

O fim do trabalho de parto é sempre preciso, pois é o momento exato do nascimento, mas o início é vago. Aceita-se que o trabalho de parto começa com o início de contracções regulares e dolorosas, o que é subjetivo e impreciso porque é estimado retrospetivamente.

No nosso estudo, observámos que 16% das primíparas mais velhas tiveram uma duração do trabalho de parto superior a 12 horas. Esta noção é notada pela maioria dos autores, REMELTS (11), estudando a duração média dos partos em 5915 primíparas, estabeleceu uma curva ascendente com a idade.

2.3. Anomalias do trabalho de parto :

O trabalho de parto na primípara idosa, além de lento, é repleto de complicações. No nosso trabalho, registámos complicações durante o trabalho de parto, nomeadamente a distócia dinâmica e a distócia mecânica, com taxas de 2% e 8%, respetivamente.

A base fisiológica para esta frequência de anomalias do trabalho de parto em primíparas mais velhas não é clara. No entanto, os autores atribuem à idade a hipoplasia uterina, a redução do valor funcional e a invasão das fibras musculares uterinas por fibrose, bem como a maior frequência de miomas uterinos (7, 22, 37).

3. Método de entrega :

3.1.Parto por cesariana :

Nas nossas primíparas mais velhas, 54% das cesarianas foram realizadas antes do início do trabalho de parto. As indicações foram essencialmente a idade materna avançada em 10 pacientes, ou seja, 37% das cesarianas profiláticas, enquanto algumas das cesarianas também poderiam ser explicadas por um aumento das apresentações de cadeiras, 5 primíparas mais velhas, ou seja, 19% dos casos, e 3 pacientes, ou seja, 11%, beneficiaram de uma cesariana profilática por uma história de miomectomia.

O recurso mais frequente a uma cesariana planeada em mulheres mais velhas foi observado por todos os autores em todos os países (22,37,38). É também possível que a ansiedade dos pais desempenhe um papel importante, uma vez que pode influenciar a abordagem do obstetra.

No entanto, podemos questionar a sensatez de tal prática, que leva a um aumento da morbilidade materna pós-operatória, especialmente porque esta população de mulheres tem factores de risco adicionais em comparação com as mães jovens (22, 35).

Finalmente, do ponto de vista psicológico, alguns autores consideram que os profissionais consideram as cesarianas "mais fáceis" e que as pacientes são mais "exigentes" em relação a este tipo de parto. (7)

30% das cesarianas foram realizadas durante o trabalho de parto. A SFA foi a primeira indicação para cesariana de emergência nas nossas primíparas com uma taxa de 47%, a distócia mecânica representou 27% das indicações para cesariana de emergência e a prematuridade foi indicada em 2 primíparas idosas, ou seja, 13% das indicações para cesariana durante o trabalho de parto. Este resultado é próximo ao de F ZHIOUA (30).

Existe um maior risco de cesariana durante o trabalho de parto em mulheres mais velhas, facto observado pela maioria dos autores (30).

O aumento das patologias obstétricas leva a uma maior vigilância sobre a evolução do trabalho de parto, e podemos supor que os obstetras serão mais rápidos a decidir fazer uma cesariana à mínima anomalia, dados os riscos acrescidos associados a estas gravidezes.

Mesmo que a taxa de cesarianas seja elevada, é importante ter em conta que a cesariana não é o modo de parto preferido para estas mulheres. De facto, "primíparas idosas" não deveria ser uma indicação sistemática. No entanto, foi esse o caso no meu estudo. Assim, a indicação deve ser baseada na história da paciente e nas complicações da gravidez atual.

3.2.Entrega normal :

No nosso estudo, o modo de parto vaginal foi de 16%, dos quais 16% foram não-instrumentais e 0% instrumentais. Esta taxa é mais baixa do que as citadas pela maioria dos autores (11).

VI. Sequência de camadas :

1. Libertação e sangramento:

Observámos um aumento significativo do parto artificial no nosso estudo (84%), uma vez que temos uma taxa muito mais elevada de cesarianas nesta população e, consequentemente, de parto artificial durante a operação.

No nosso estudo, não se registaram casos de hemorragia no parto.

2. Duração da estadia :

Na nossa série, o tempo médio de internamento hospitalar foi de 47 horas, com extremos que variaram entre 24 horas e 72 horas, independentemente da via de parto.

Na série de Ben Jazia (11), esta duração foi de 2,8 dias.

3. Mortalidade materna :

Por definição, a mortalidade materna inclui qualquer "morte ocorrida durante a gravidez ou nos 42 dias seguintes ao seu termo, independentemente da sua duração ou localização, por qualquer causa relacionada com ou agravada pela gravidez ou pelos cuidados que esta possa ter suscitado, com exceção das causas acidentais ou fortuitas". De acordo com os dados do INSERM relativos ao período de 1998 a 2000, o risco de morte materna é três vezes mais elevado nas mulheres com idades compreendidas entre os 35 e os 50 anos, em comparação com as mulheres mais jovens. É mais frequente a partir dos 45 anos. De facto, as mulheres com mais de 45 anos têm 15 vezes mais probabilidades de morrer durante a gravidez e no pós-parto. Estas mortes devem-se principalmente a hemorragias, acidentes relacionados com a hipertensão e patologias tromboembólicas(22).

Em nosso estudo, não houve casos de morte materna.

4. Morbilidade materna:

Relativamente às patologias pós-parto. Os resultados eram mais difíceis de obter, pois o diagnóstico nem sempre era exato.

De acordo com a literatura, a ansiedade e o baby-blues pós-parto são prevalentes em mães com 40 anos ou mais. No entanto, não estudámos este critério no nosso estudo devido à dificuldade de recolha destes dados.

VII. recém-nascido na primípara idosa :

1. Peso à nascença :

Muitos autores acreditam que o peso dos recém-nascidos de primíparas mais velhas é inferior ao normal, devido à idade e aos antecedentes maternos.

No entanto, no nosso estudo, o peso médio foi de 3188,6 692g (extremos: 4400g e 1000g) nas primíparas mais velhas. No entanto, se compararmos os recém-nascidos de termo, o peso médio aproxima-se da média nacional de cerca de 3200g.

Este valor é comparável ao de Ben Jazia (11) que, no seu estudo, encontrou um peso médio à nascença de 3180g.

Pensa-se que a idade materna avançada está envolvida numa maior frequência de baixo peso à nascença ou, pelo contrário, de macrossomia. Este facto pode ser explicado pela má perfusão placentária do útero mais velho e/ou por patologia vasculo-renal da grávida, no caso da hipotrofia, e pela diabetes, no caso da macrossomia.

2. Pontuação APGAR no nascimento :

Estudamos o escore de APGAR de recém-nascidos de primíparas idosas aos 1, 5 e 10 minutos de vida. Comparámos os nossos resultados com os da literatura. A maioria dos autores salienta o elevado risco de insuficiência cardíaca nas primíparas idosas, sendo que muitos referem um APGAR mais baixo nos recém-nascidos de primíparas do que nos outros recém-nascidos.

Na nossa série, encontrámos 2% de recém-nascidos com uma pontuação de APGAR de um minuto de 6, 2% com uma pontuação de 7, 13% com uma pontuação de 8 e 83% com uma pontuação de 9.

Jahromi et al (31) encontraram um Apgar <7 em 17,3% dos pacientes com mais de 40 anos, em comparação com 11% no grupo de controlo, e a diferença foi significativa. Bianco (20) não encontrou diferença significativa com uma taxa de 0,9%.

3. Morbidade e mortalidade neonatal:

3.1.Mortalidade das mercadorias :

A mortalidade em estudos recentes, como os de Luke e Gilbert, varia de 0,4 a 0,7% (29). No nosso estudo, foi encontrado um caso de morte fretal in utero, elevando a taxa de mortalidade para 2%, mas dado o pequeno tamanho da amostra do nosso estudo, não podemos tirar quaisquer conclusões significativas sobre este assunto.

A perda de um bebé é uma desilusão para a família, nomeadamente para a mulher idosa primípara em que o bebé é desejado. A parceira deve, portanto, estar atenta ao risco de morte do feto. Clinicamente, os movimentos activos do feto devem ser cuidadosamente monitorizados. O bem-estar do feto também pode ser avaliado através do registo da frequência cardíaca fetal e da utilização de um índice de Manning.

1.2.Morbilidade neonatal :

Encontrámos 2 recém-nascidos macrossómicos apesar da diabetes gestacional mais frequente. Podemos, portanto, assumir que a monitorização e o equilíbrio da diabetes foram corretos;

As complicações perinatais estudadas foram o atraso de crescimento intrauterino (RCIU), definido por um peso à nascença inferior ao percentil 5, de acordo com as curvas de Lubchenco (39), e o parto prematuro antes das 37 semanas de gestação, tendo sido registados 2% e 10%, respetivamente.

Não observámos quaisquer malformações congénitas nos recém-nascidos das mães do nosso estudo. No entanto, o nosso estudo incluiu apenas nados-vivos, ao passo que a maioria das anomalias congénitas são detectadas intra-uterinamente e podem levar a uma indicação para a interrupção médica da gravidez.

4. Transferência para o Serviço de Neonatologia:

As transferências para as unidades de cuidados intensivos foram significativamente mais frequentes (28%). Este facto confirma os dados fornecidos por W. Gilbert (29). Por outro lado, a grande maioria das crianças tinha um APGAR relativamente bom à nascença.

Podemos colocar a hipótese de que estas transferências mais frequentes são induzidas pelo aumento da prematuridade e por um maior número de patologias maternas e fetais, e não pela página materna em si.

5 Recomendações

Além disso, as pacientes que consultam uma parteira depois dos 38 anos porque querem engravidar querem legitimamente receber informações adequadas sobre os princípios básicos da vigilância da gravidez e as competências da parteira nesta área.

As competências da parteira no acompanhamento da gravidez:

As parteiras exercem uma profissão médica com competência definida, ou seja, o Código de Saúde Pública (CSP) determinou o seu campo de intervenção, que é dedicado à fisiologia e inclui também a prática de actos necessários ao diagnóstico de patologias.

A parteira é, portanto, totalmente autónoma no acompanhamento da gravidez normal, desde a notificação até à consulta pós-natal. (40,41)

As parteiras estão envolvidas nos cuidados de saúde primários da mesma forma que os médicos de clínica geral e os médicos ginecologistas, razão pela qual são responsáveis pela avaliação dos níveis de risco das mulheres e pelo seu encaminhamento para os ginecologistas e obstetras, caso estejam presentes ou surjam factores de risco.

Noções básicas sobre o acompanhamento de uma gravidez tardia

gravidez :

É importante que a parteira faça uma anamnese exacta e completa destas primíparas. Isto permitir-lhe-á avaliar os riscos incorridos pela paciente em função dos seus antecedentes. Em caso de determinadas patologias, deve ser considerado um acompanhamento mais cuidadoso da gravidez. Podem ser necessários exames e tratamentos específicos, bem como a alteração ou a interrupção do tratamento atual.

A monitorização ultra-sonográfica deve ser meticulosa, com um exame por trimestre, prestando especial atenção aos sinais de anormalidade ou malformação e à biometria. Em caso de patologia materna ou fetal, deve ser instituída uma monitorização mais intensiva (40).

O aconselhamento genético é uma resposta ao prognóstico da gravidez atual. O médico poderá reduzir a incerteza e a dúvida que causam ansiedade nas pacientes. (40)

No que respeita aos marcadores séricos, o futuro seria um estudo baseado na medição conjunta da translucência da nuca, da HCG e de uma proteína placentária, a PAPP-A.

Este rastreio precoce tem uma taxa de fiabilidade de cerca de 80% para a trissomia 21.

Não é muito prático, mas deve ser desenvolvido em mulheres com risco de anomalias cromossómicas. No entanto, em casos de alto risco, a amniocentese continuará a ser o teste de escolha. (40)

A possibilidade de diagnóstico pré-natal deve ser discutida com as pacientes no início da gravidez. Algumas, por convicções religiosas ou pessoais, não querem entrar num sistema de "cuidados" destinado a descobrir e eliminar bebés com anomalias cromossómicas. Outras não suportam o risco de trazer ao mundo uma criança com síndrome de Down e desejam que o diagnóstico pré-natal seja efectuado, mesmo que isso implique a recolha de uma amostra invasiva. (40)

Além disso, pode sempre ser efectuada uma amniocentese tardia, se necessário. Este exame continuará a ser proposto, mas as vantagens e os riscos devem ser ponderados.

A parteira deve, por conseguinte, manter-se alerta para o risco de morte do freto. Clinicamente, os movimentos activos do freto devem ser cuidadosamente monitorizados. O bem-estar fetal também pode ser avaliado através do registo da frequência cardíaca fetal e da utilização de um índice de Manning.

Tendo em conta a elevada incidência de diabetes gestacional em mulheres primíparas com 40 anos de idade, deve ser considerado o rastreio sistemático destas mulheres entre as 24 e as 28 semanas de amenorreia (40).

Além disso, parece essencial informar a paciente sobre o risco de ameaça de parto prematuro, para que ela possa reconhecer os sinais. A mulher deve ser encorajada a consultar um médico se tiver contracções uterinas dolorosas, hemorragias ou episódios febris que possam indicar uma infeção, e deve ser aconselhada a repousar mais. Durante a consulta, a parteira efectua uma análise de urina com uma tira para verificar a contagem de leucócitos. Em caso de resultado patológico ou de qualquer outro sinal anómalo, será prescrito um exame citobacteriológico da urina. É igualmente necessário efetuar uma zaragatoa vaginal para verificar a existência de infecções vaginais: este exame é efectuado sistematicamente entre as 32 e as 36 semanas de gestação (40).

A tensão arterial, a albuminúria e os redemas devem ser monitorizados sistematicamente em cada consulta mensal. Se existirem factores de risco adicionais, uma parteira ou a parteira do PMI pode ser chamada para um acompanhamento mais próximo. A paciente deve também ser informada dos sinais que devem chamar a sua atenção: inchaço grave dos tornozelos, das mãos ou da face, aumento rápido de peso, dores de cabeça, zumbidos, fosfenos ou dores de estômago (40).

Durante o parto, deve estar atenta às anomalias do ritmo cardíaco do feto.

Isto não significa que a criança deva ser extraída de imediato, uma vez que podem ser efectuados vários testes em caso de ritmo cardíaco freático suspeito.

Por exemplo, a monitorização do trabalho de parto numa primípara de 40 anos não é diferente da de uma mulher mais jovem (40).

6 Conclusão

A primeira gravidez depois dos 38 anos de idade é hoje um fenómeno real na sociedade, que tem vindo a aumentar constantemente nos últimos anos. Atualmente, a saúde das mulheres é globalmente melhor, graças a hábitos de saúde e de higiene muito melhores do que em meados do século XX. Mas, no que diz respeito à maternidade, está mais do que provado que a idade avançada é um fator de risco importante. Para além da redução da fertilidade e das consequentes dificuldades de conceção.

O objetivo do nosso estudo foi o de observar as complicações maternas e fetais induzidas pela idade materna no decurso da gravidez, do parto e do estado neonatal. O estudo confirmou que a idade materna era responsável pelo aparecimento de numerosas complicações obstétricas: hipertensão gestacional, diabetes gestacional e rutura prematura das membranas, cuja incidência aumenta com a idade. Além disso, o parto de pacientes com 38 anos ou mais pode ser complicado por cesariana, hemorragia de parto e bebés hipotróficos, sendo a adaptação neonatal por vezes mais difícil. Quando a doente é admitida na sala de parto, é importante estar consciente destes riscos possíveis, para que a equipa obstétrica possa estar o mais preparada possível e antecipar eventuais anomalias no trabalho de parto e no parto. O mesmo se aplica às possíveis complicações pós-parto. Assim, as gravidezes após os 38 anos devem ser acompanhadas com especial atenção. Este contexto exige um acompanhamento rigoroso, efectuado por uma parteira, no caso de uma gravidez normal, ou por um ginecologista-obstetra, no caso de uma gravidez complicada. No entanto, a parteira raramente está envolvida no acompanhamento de gravidezes tardias, facto que se deve principalmente à escolha da paciente. Esta escolha está ligada aos antecedentes da paciente ou à sua própria perceção de uma gravidez tardia, à influência que as opiniões da família, dos amigos e da sociedade em geral podem ter sobre este tipo de gravidez e, finalmente, ao desconhecimento da competência de uma parteira para acompanhar uma gravidez tardia. No entanto, tendo em conta que o custo do acompanhamento de uma gravidez é mais baixo para uma parteira do que para um obstetra, seria conveniente sensibilizar o público para as competências das parteiras em geral e, nomeadamente, nas gravidezes consideradas de risco.

No entanto, é nosso papel, enquanto profissionais de saúde, informar estas mulheres, com mais de 38 anos e que querem ser mães pela primeira vez, dos riscos que correm. É essencial acompanhar e apoiar estes casais para garantir que recebem os melhores cuidados possíveis, de modo a que qualquer complicação possa ser detectada.

Referência

(1) OMS. Cuidados pré-natais.

http://www.who.int/reproductivehealth/publications/maternal_perinatal_health/AN C_infographics/en/ . 2013; [acedido em 22 de dezembro de 2017].

(2) mosby's medical dictionary 8th edition maryland heights Eservier E-BOOK

(3) -Ballo AB. Grossesse et accouchement chez la primipare âge dans les services de gynecologie-obstetrique de l'hopital Gabriel Toure et du Point <<G>>¯hese BAMAKO 2004-2005. n°136

(4) Belaisch-Allart J. , Grosssese et acouchement apres 40 ans.EMC (Elsevier Masson SAS,Paris),Gynecologie et Obstetrique 5-016-B-10,2008.

(5) Beaujouan, Eva, e Tomas Sobotka. " Les maternites tardives : de plus en plus frequentes dans les pays developpes ", Population & Societes, 2019 vol. 562, p2

(6) Insee, inquéritos censitários para 2019 e 2020 (inquéritos principais) Disponível em: https://www.insee.fr/fr/statistiques/6019324#titre-bloc- 19

(7) S Houda et al. Jacc África 2021

https://jaccrafrica.com/gallery/001l01020121v4n4%20s%20houda%2Cet%20al.%20g rossesse%20age%20avance.pdf

(8) As mulheres e o emprego na Tunísia

https://www.etf.europa.eu/sites/default/files/im/B68A324BD9A09110C12578F8004 D957FWomen%20%26%20work TunisiaEN.pdf

(9) Taxa de emprego das mulheres na Tunísia

https://donnees.banquemondiale.org/indicator/SL.TLF.CACT.FM.NE.ZS?locations=TN

(10) Tunísia casamento tardio: https://fr.allafrica.com/stories/201303252022.html

(11) Ben jazia M. grossesse et accouchement chez lez primipare agees these de Medecine , Monastir 2000.

https://www.sciencedirect.com/journal/annales-francaises-danesthesie-et-de- reanimação

(12) https://www.chusj.org/fr/soins-services/C/complications-de- pregnancy/complications-mother/Complications/miscarriages-abortions-repeat

(13) https://www.fiv.fr/statistiques-fiv/

(14) https://www.latunisiemedicale.com/pdf/VOL 88 N01 n6 REF1-4.pdf

(15) Joseph K, Allen A, Dodds L, Turner L et al. The perinatal effect of delayed childbearing.Obstet Gynecol 2005;105:1410-1418.

(16) Hypertensions et grossesse : aspects epidemiologiques, definit onHypertension during pregnancy: Epidemiology,   definition

https://www.sciencedirect.com/science/article/abs/pii/S0755498216301348

(17) https://www.msdmanuals.com/fr/professional/gyn%C3%A9cologie-et-obst%C3%A9tric/pregnancy-%C3%A0-high-risk/risk-factors-of-complications-depending-on-pregnancy

(18) BELAISCH-ALLART J., Grossesses tardives : apres 35 ans, les femmes doivent consulter, Le quotidien du medecin, n°8419, 16 de setembro de 2008

(19) DILDY (GA), JACKSON (GM), FA VERS (GK) et al. Idade matemática muito avançada: gravidez depois dos 45 anos. Obstet. Gynecol, 1 996, 1 75 : 668-74.

(20) Bianco A, Stone J, Lynch L, Lapinski R, Berkowitz G, Bekowitz R, resultado da gravidez aos 40 anos ou mais https://pubmed.ncbi.nlm.nih.gov/8649698/

(21) Vercellini P , Zuliani G, Rpgnoni MT, Trespidi L, OldaniL, Cardinal A. gravidez aos 40 anos e mais

(22) Kamel Ben Salem, Sana El Mhamdi, Imen Ben Amor, Asma Sriha, Mondher Letaief, Mohamed Soussi Soltani Perfil epidemiológico e cronológico das parturientes nas idades extremas na região de Monastir entre 1994 e 2003

(23) Treffers PE. Gravidez na adolescência, um problema mundial. Ned Tijdschr Geneeskd 2003; 22:2320-5.

(24) Heffner LJ, Elkin E, Fretts RC. Impact of labor induction, gestational age and maternal age on cesarean delivery rates. Obstet.Gynecol 2003; 102:287-293.

(25) Tabcharoen C, Pinjaroen S, Suwanrath C, Krisanapan O. Resultado da gravidez após os 40 anos e risco de baixo peso à nascença. J Obstet Gynaecol 2009; 29:378-83.

(26) Ozalp S, Mete TH, Sener T, Yazan S, Keskin AE. [2]Health risks for early 19 and late ? 35 year childbearing. Arch Gynecol Obstet 2003; 268: 172-174.

(27) Huang L, Sauve R, Birkett N, Fergusson D, van Walraven C. Maternal age and risk of stillbirth: a systematic review (Idade materna e risco de nado-morto: uma revisão sistemática). CMAJ 2008; 178:165-72.

(28) Kumar A, Singh T, Basu S, Pandey S, Bhargava V. Outcome of teenage pregnancy (Resultados da gravidez na adolescência). Indian J Pediatr 2007; 74:927-31.

(29) W.GILBERT, TS NESBITT, B.DANIELSON, Childbearing beyond age 40: pregnancy outcome in 24032 cases, Obstet Gynecol n°93, 1999; p. 9-14

(30) Asma Jnifen, Anis Fadhlaoui, Anis Chaker, Fethi Zhioua Particularites de la grossesse et de l'accouchement chez la femme de 40 ans et plus : A propos de 300 cas La tunisie Medicale - 2010 ; Vol 88 (n°011) : 829 - 833

(31) Jahromi BN, Hussein Z. Resultados da gravidez em mulheres com 40 anos ou mais. Taiwan J Obstet Gynecol 2008; 47 -3.

(32) Marie Aussedat. O papel da parteira no acompanhamento da gravidez de mulheres primíparas idosas. Medecine humaine et pathologie. 2011. ffhal-01881956

(33) Audipot B,Arnaud F,parto e complicações após 35 anos.J Gynecol REs

(34) Ananth CV, Wilcox AJ, Avitz DA et al. Effect of maternal age and parity on the risk of uteroplacental bleeding disorders in pregnancy. Obstet Gynecol1996; 88: 5116.

(35) PRYSAK (M), LORENTZ (RP), KISL Y (A). Resultados da gravidez em mulheres nulíparas com 35 anos ou mais. Obstet. Gynecol. , 1 995, 85 : 65-70.

(36) Enquete nationale prenatale 2010 tableaux des chiffres .Les naissances en 2010 et leur evolution depuis 2003 .Paris Elsevier 2011.

(37) Schoen C, Rosen T. Riscos maternos e perinatais para mulheres com mais de 44 anos - uma revisão. Maturitas 2009; 64:109-13.

(38) Santos GH, Martins Mda G, Sousa Mda S, Batalha Sde J. Impacto da idade materna nos resultados perinatais e na via de parto. Rev Bras Ginecol Obstet 2009; 31:326-34.

(39) https://www.audipog.net/pdf/seminaires/seminaire 2008/pres06 audipog.p df

(40) www.atds.org.tn > Código de Saúde Pública 4

(41)ELABORAÇÃO DE REFERENCIAIS DE FUNÇÕES E COMPETÊNCIAS PARA AS PARTEIRAS EM TUNÍSIA https://tunisia.unfpa.org/sites/default/files/pub-pdf/cadre pedagogique et methodologique -conceptionvalidee 20062022.pdf

(42)Luke B,Brown M. Elevated risks of pregnancy complications and adverse outcome with increasing maternal age .Hum reprod 2007 ;22 :1264-72

(43)Ziadeh S,Yahaya A.Pregnancy outcome at age 40 and older .arch Gynecol obstet2001

(44)

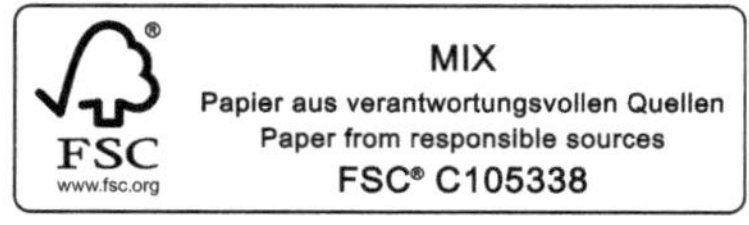

Printed by Books on Demand GmbH, Norderstedt / Germany